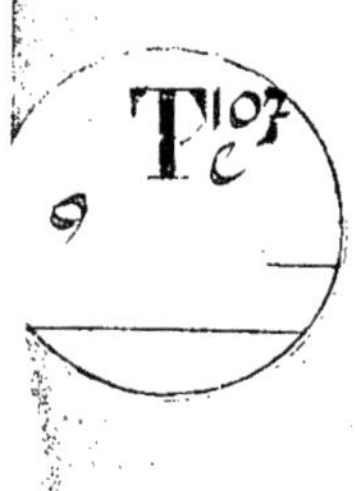

DIAGNOSTIC ET TRAITEMENT ÉLECTRIQUE

DES

Myopathies primitives

DIAGNOSTIC ET TRAITEMENT ÉLECTRIQUE

DES

Myopathies primitives [1].

Par MM.

T. MARIE,	et	E. SOREL,
Chargé de cours de physique médicale,		Ancien chef de clinique médicale
Directeur du service d'électrothérapie.		Chef de Laboratoire d'électrothérapie.

Avant d'aborder le côté essentiellement technique de cette question, il nous a paru nécessaire de présenter quelques considérations cliniques sur les formes et le diagnostic des myopathies. Au sens rigoureux du mot, le terme myopathie doit servir à désigner une affection primitive du muscle, indépendante de toute lésion du système nerveux central ou périphérique; nous ajouterons que l'étude des myopathies se confond avec celle des amyotrophies, cette maladie étant toujours atrophiante quand elle est installée sur un groupe musculaire; dans les cas où elle se présente sous la forme hypertrophiante, cet aspect est dû à l'accumulation de graisse dans les interstices qui séparent les faisceaux de différents ordres, l'examen histologique des fibres musculaires démontre qu'elles sont en voie d'atrophie.

Ce n'est point ici le lieu de traiter d'une façon complète des atrophies musculaires en général, nous rappellerons cependant qu'au point de vue du siège primitif des lésions

---

(1) Communication faite au Congrès de Médecine de Toulouse, avril 1902.

susceptibles d'entraîner des amyotrophies, celles-ci peuvent être groupées en deux classes :

a) Atrophies musculaires se développant sous l'influence des lésions de la substance grise des cornes antérieures ; atrophie d'origine myélopathique;

b) Atrophies consécutives à des lésions des troncs nerveux, atrophies dites neuropathiques ;

c) Atrophies résultant de lésions intéressant primitivement les muscles, dites myopathiques.

C'est là une division toute schématique, n'embrassant pas les atrophies musculaires d'origine bulbaire ou cérébrale.

Se basant sur la distribution et l'évolution de l'atrophie, M. Raymond distingue des atrophies circonscrites, myopathiques ou neuropathiques; des atrophies progressives myopathiques ou myélopathiques ; des atrophies diffuses toujours myélopathiques.

Rappelons brièvement que les types les plus ordinaires des atrophies myélopathiques sont représentés par la paralysie infantile ou l'atrophie forme Aran-Duchenne; les atrophies neuropathiques sont celles que l'on voit au cours des névrites périphériques d'origine traumatique, infectieuse ou toxique; les atrophies myopathiques constituent la classe intéressante à laquelle nous allons consacrer la plus grande partie de ce travail.

Toutes les formes d'atrophie musculaire pourront-elles prendre place dans ce cadre? A quoi rattacher les amyotrophies succédant aux fractures ou aux arthrites ? Il est généralement admis, ainsi que le pensaient Charcot, Vulpian, et M. le professeur Raymond l'a démontré, que ce sont là d'ordinaire des atrophies réflexes ayant pour cause l'excitation périphérique agissant secondairement sur les cellules trophiques des cornes antérieures de la moelle, par suite des atrophies myélopathiques. Nous ajouterons que les découvertes neurologiques de ces dernières années nous ont fait connaître la dépendance étroite qui unissait le nerf périphérique au neurone médullaire, par suite les atrophies neuropathiques et myélopathiques seront souvent étroitement confondues.

Si ces deux modes d'amyotrophie ne sont séparés que d'une façon très artificielle, les myopathies atrophiantes constituent-elles du moins une classe bien à part ? Je ne le crois pas, disait en 1888 M. Raymond, « la découverte de certains types de transition me paraît avoir porté un coup sérieux à cette dichotomie laborieusement édifiée et qui se présentait à nous sous les dehors d'une classification si simple, si séduisante. » Dès l'année 1886, Vulpian se demandait si ces myopathies dites primitives n'étaient pas comparables aux atrophies musculaires réflexes d'origine articulaire, avec intégrité apparente du système nerveux et s'il n'existe pas dans tous ces cas un affaiblissement ou un trouble du pouvoir trophique des cellules motrices de la moelle.

Malgré ces réserves, le chapitre myopathie n'en existe pas moins en pathologie et ne se confond pas encore avec celui des amyotrophies nerveuses ; au contraire, les neuro-pathologistes modernes affirment et démontrent l'existence des myopathies pures.

Nous verrons tout à l'heure s'il est possible d'établir un diagnostic certain entre les myopathies primitives et les atrophies musculaires relevant d'une altération des nerfs périphériques ou des centres nerveux, mais auparavant nous consacrerons quelques considérations rapides à la symptomatologie.

Les myopathiques se présentent sous des aspects en apparence très différents, mais qui, par un examen attentif, peuvent être ramenés à cinq ou six types. Ce qui domine chez tous les myopathiques, c'est moins l'amaigrissement que la faiblesse des membres ; dans la généralité des cas, l'atrophie ou l'hypertrophie sont évidentes, mais ce qui frappe surtout le regard, c'est l'absence d'harmonie des formes ; d'une façon générale, l'atrophie débute et est le plus marquée à la racine des membres ; c'est l'inverse dans les myélopathies. Du changement de volume des muscles et de leur amoindrissement dynamique résultent des attitudes et des aspects spéciaux ; nous renvoyons pour leur description aux travaux de Brissaud et Souques, de Grasset, à l'étude remarquable de Paul Richer dans la nouvelle Iconographie de la Salpêtrière. aux observations de Londe et Meige, etc., etc.

Landouzy et Déjérine, dont nous aurons à retracer le type décrit par eux, ont donné du facies myopathique une description qui, ainsi que le dit Emile Boix, fait désormais classique le masque des myopathiques. Ces malades « rient jaune », ont constamment « l'air d'être vexés » ; nous renvoyons pour plus de détails au mémoire original de ces deux éminents neurologistes ou aux remarquables descriptions de Pierre Marie et Guinon. Nous n'insisterons pas sur ce fait que les myopathiques sont souvent des dégénérés et nous dirons, avant d'entrer dans la symptomatologie des différents groupes, que l'hérédité joue le rôle le plus considérable dans l'étiologie de la myopathie primitive ; c'est l'hérédité homologue, la même maladie se retrouvant dans une ou plusieurs des générations précédentes et affectant un ou plusieurs individus dans la même génération, c'est une affection *familiale*.

La maladie myopathique se présente sous diverses formes dont la constance a permis de décrire plusieurs types cliniques. Nous rangerons ces types en deux grands groupes : 1° les myopathies avec hypertrophie ou pseudo-hypertrophie ; 2° les myopathies atrophiques.

La paralysie pseudo-hypertrophique de Duchenne constitue le premier groupe, vraie myopathie progressive atrophiante qui se manifeste chez l'enfant très jeune par un état de faiblesse à l'occasion des premières tentatives faites pour se tenir debout ; bientôt la parésie se complique d'un état de pseudo-hypertrophie pouvant envahir tous les muscles mais ceux surtout du membre inférieur. Le deuxième groupe comprend, comme premier type, la forme Leyden-Möbius qui se présente sous les traits essentiels de la forme pseudo-hypertrophique moins la lipomatose.

Dans ce même groupe, un deuxième type est constitué par la forme peu connue dite de « Zimmerlin » offrant avec la précédente une seule différence : la marche inverse de l'atrophie qui débute par les membres supérieurs.

Signalons aussi tel autre type secondaire décrit par Eichhorst et portant le nom de cet auteur (genre femoro-tibial) auquel se rattache le type décrit par Brossard (genre fémoral avec griffe des orteils). Beaucoup plus fréquente est la forme juvénile d'Erb, dont le début, souvent insidieux, apparaît toujours avant l'âge de vingt ans, parfois beaucoup plus tôt, pendant la première ou la deuxième enfance ; ce sont ordinairement les muscles de l'épaule qui s'atrophient les premiers ; de plus, fait intéressant, il y a parfois coexistence d'atrophie et d'hypertrophie.

Offrant avec la forme précédente les plus frappantes analogies, est la forme décrite par MM. Landouzy et Déjérine qui n'est autre chose, au point de vue de son expression clinique, que la forme d'Erb, avec un élément symptomatique surajouté : l'extension de l'atrophie à certains muscles de la face et constituant alors le facies myopathique dont nous avons indiqué quelques traits à l'occasion de la symptomatologie générale.

Dans un dernier groupe, la plupart des auteurs signalent la forme Charcot-Marie, qui empruntait ses traits cliniques à la forme spinale et aux formes myopathiques d'atrophie musculaire progressive ; en réalité, il ne s'agit point d'une myopathie mais d'une amyotrophie avec lésions accentuées de la moelle et des nerfs. Telle est, en abrégé, la symptomatologie des myopathies ; on trouvera dans le travail du professeur Raymond déjà cité et auquel nous nous sommes permis de faire de larges emprunts, dans les leçons de Charcot consacrées à la révision nosographique des atrophies musculaires, enfin dans les mémoires ou leçons des neuropathologistes dont nous avons déjà en passant cité le nom et dans bien d'autres travaux dont nous ne saurions entreprendre l'énumération de peur d'être incomplet, des détails que les limites de ce travail ne nous permettent pas de donner.

Avec Boix, nous devons nous demander s'il est aujourd'hui possible d'établir un diagnostic certain entre les myopathies primitives et les atrophies musculaires relevant d'une altération des nerfs périphériques ou des centres nerveux?

Nous n'insisterons guère sur le diagnostic qui doit être fait entre ces atrophies myopathiques et celles qui accompagnent une névrite ou une arthrite; les troubles de la sensibilité, l'électro-diagnostic surtout, l'examen de l'articulation, les renseignements étiologiques dans les deux affections, permettent, en général, de faire le diagnostic. Reste la confusion possible avec les atrophies musculaires hystériques. Malgré certaines ressemblances superficielles, on se rend compte par un examen attentif des différences profondes qui séparent ces atrophies des myopathies. Absence de symétrie, localisations parfois déconcertantes, stigmates hystériques, absence d'hérédité, apparition à un âge où les myopathies sont déjà à une période avancée de leur évolution, absence de progressivité.

Les signes cardinaux, dont nous avons donné un aperçu en traitant de la symptomatologie, seront toujours présents à l'esprit du médecin et lui permettront de ne point confondre la myopathie primitive avec l'atrophie musculaire due à une lésion des cellules des cornes antérieures de la moelle.

DIAGNOSTIC ET TRAITEMENT ÉLECTRIQUE

Les myopathies primitives sont caractérisées, au point de vue de leurs réactions électriques, par une diminution de l'excitabilité galvanique et faradique sans modifications qualitatives. Même dans les cas où l'atrophie est très prononcée, la contraction musculaire est rapide, le pôle négatif prédominant. Dans la forme Charcot-Marie (les raisons précédemment données l'expliquent amplement), l'on observe les caractères au moins partiels de la réaction de dégénérescence.

On a essayé dans les myopathies, toutes les formes de courant électrique, sans grand résultat. Le traitement doit être continué pendant des mois et des années et être appliqué avec beaucoup de prudence ; un traitement électrique trop énergique, même sous forme de faradisation rythmée, peut aggraver l'état des muscles et accentuer la parésie. C'est là un fait important qu'il ne faut pas perdre de vue lorsque l'on institue le traitement d'une amyotrophie dont la pathogénie n'est pas précisée. On doit toujours craindre de se trouver en présence d'une myopathie primitive et agir avec beaucoup de prudence. Le danger est d'autant plus grand qu'en présence de cette contraction musculaire en apparence satisfaisante, on est toujours tenté d'employer une gymnastique musculaire active qui, dans d'autres formes d'amyotrophie, donne des résultats si satisfaisants ; il en est ainsi pour les atrophies traumatiques qui, lorsque le traumatisme n'a pas eu une action trop violente, se manifestent par une simple diminution d'excitabilité électrique comme les myopathies et guérissent si rapidement et si sûrement ; il en est ainsi pour les atrophies succédant à une immobilisation prolongée qui se caractérisent aussi par une simple diminution d'excitabilité électrique et dont la guérison est d'autant plus rapide que le traitement électrique (faradisation rythmée, étincelles, contractions musculaires par des courants de haute fréquence) est plus énergique ; il en est ainsi encore pour les atrophies d'origine articulaire dont l'examen électrique donne des résultats comparables et dont la guérison se produit rapidement par les mêmes moyens lorsque la cause première qui les a produites cesse d'agir.

Nous reviendrons sur cette question de traitement après avoir présenté nos observations personnelles.

OBSERVATIONS

A. Premier groupe. — Myopathies à type scapulo-huméral.

OBSERVATION I. — C. V..., 16 ans, tailleuse, à Moux (Aude). Envoyée au service d'électrothérapie de l'Hôtel-Dieu, le 20 mai 1897.

Antécédents héréditaires sans importance ; les antécédents collatéraux sont au contraire très intéressants par la similitude d'affection qui existe chez le frère de C... Depuis plusieurs années, les mouvements d'élévation des bras sont devenus difficiles, les travaux de couture même ne peuvent être supportés que quelques heures à peine durant la journée. Les muscles des épaules ont perdu de leur consistance en même temps que s'est produite la diminution de la force, l'atrophie n'est survenue que plus tard, au moins d'une façon apparente.

Toute autre cause d'amyotrophie ayant été éliminée pour les raisons d'ordre général que nous avons fait connaître au chapitre du diagnostic, la myopathie à forme scapulo-humérale est cliniquement démontrée et se confirme par l'électro-diagnostic.

Examen électrique. — Diminution nette de l'excitabilité galvanique et faradique pour le trapèze dans ses trois parties, pour le deltoïde moyen et antérieur, le grand pectoral, le grand dentelé et probablement l'angulaire de l'omoplate.

Traitement. — La malade a été soumise à la faradisation rythmée de tous les muscles atteints et à un traitement par courant continu trois fois par semaine durant près de six mois, le résultat a été nul : l'atrophie musculaire et la faiblesse qui en résultait ont continué à s'accentuer ; il est permis de se demander si le travail musculaire répété que produisait le traitement n'a pas contribué à ce résultat.

OBSERVATION II. — G. V..., 21 ans, frère de la précédente malade. Se plaint que depuis plusieurs années le travail des champs lui est devenu très pénible ; il ne peut soulever qu'avec peine certains de ses outils, de fréquents repos lui sont nécessaires. De même que chez sa sœur, l'atrophie et la diminution de consistance musculaire sont plus marquées à droite qu'à gauche, influence probable de la fatigue plus grande subie par les muscles de l'épaule droite. Nous ne croyons pas devoir entrer dans plus de détails cliniques, ceux-ci ayant en tous points confirmé le diagnostic de myopathie.

Examen électrique. — Diminution de l'excitabilité faradique pour tous les muscles avoisinant l'épaule : biceps, trapèze moyen et supérieur, sous-épineux, deltoïde, etc.

Le malade n'a pu suivre de traitement.

Nous rapprocherons des observations précédentes les trois suivantes concernant des malades envoyés au service d'électrothérapie avec le diagnostic de myopathie à forme scapulo-humérale et pour lesquels nous reproduirons simplement les notes consignées dans les registres du service.

Observation III. — J. M..., 19 ans, cultivateur à Lardenne (près Toulouse) présente de l'atrophie des muscles de l'épaule gauche et en particulier du deltoïde, du sous-épineux et du sus-épineux. L'atrophie est peu prononcée et ne s'accompagne pas *de modifications sensibles des réactions électriques.*

Observation IV. — J. A..., bourrelier, 18 ans, Côte-Pavée. Toulouse.

Cas analogue aux précédents, remontant à l'âge de l'adolescence.

Examen électrique. — Diminution de l'excitabilité faradique des muscles de l'épaule droite et en particulier des muscles deltoïde, biceps et triceps. L'excitabilité galvanique paraît normale.

Traitement. — Le malade a subi un traitement par le courant continu, mais le résultat obtenu n'a pas été relevé.

Observation V. — B. V..., 31 ans, boulanger.

Affection déjà ancienne, cliniquement affirmée.

Examen électrique. — Conformément à la règle générale déjà donnée, on constate les caractères suivants :

a) Courant faradique : les muscles de l'épaule (sus-épineux, sous-épineux, trapèze, grand dentelé, deltoïde et biceps) présentent de la diminution d'excitabilité.

b) Courant galvanique : Deltoïde, biceps, trapèze ont des réactions sensiblement normales, la contraction a lieu à 3 mA, elle est vive et $N > P$. Le sus-épineux et le sous-épineux ont une grande diminution d'excitabilité sans modification qualitative ; la contraction musculaire assez vive à 10 mA.

Les muscles des membres inférieurs réagissent normalement.

Il n'a pas été fait de traitement électrique.

Observation VI. — C. M..., 21 ans, Limoux (Aude). On doit noter que des tractions violentes ont été pratiquées sur les bras de cette malade au moment de la naissance ; on ignore quelles furent les suites immédiates de ces manœuvres en ce qui concerne l'amyotrophie, mais il est certain que les muscles des épaules ont présenté de très bonne heure de l'atrophie. La malade a vécu longtemps dans un milieu humide occupée à des travaux d'écriture qui ont fini par devenir impossibles ; le simple travail musculaire nécessité par le glissement du bras sur la table fatigant rapidement la malade. En mai 1901 (date du premier examen électrique), l'atrophie musculaire de l'épaule droite est considérable, on arrive même à introduire profondément le doigt dans l'interstice musculaire. L'épaule gauche est moins atteinte.

Examen électrique. — Diminution de l'excitabilité galvanique et faradique sans modification qualitative; la contraction musculaire est vive; ces légères modifications des réactions électriques font contraste avec l'atrophie considérable du tissu musculaire et sont bien en faveur d'une altération essentielle du muscle.

Traitement électrique. — La malade a été soumise depuis cette époque à un traitement par massages et courant continu sans le moindre résultat; l'atrophie est restée aussi grande qu'au début, la faiblesse a plutôt augmenté; la maladie, qui prédominait d'abord à l'épaule droite, est aujourd'hui aussi marquée à gauche.

B. — **Deuxième groupe.** — **Myopathies ou paralysies pseudo-hypertrophiques.**

OBSERVATION VII. — C. P..., 9 ans 1/2, Villefranche-de-Lauragais.

Il s'agit d'un enfant offrant le type classique de la myopathie dite pseudo-hypertrophique ainsi qu'il ressort du tableau symptomatique que nous avons fait connaître. Pour les raisons que nous avons déjà exposées, nous n'insisterons pas sur l'observation clinique de ce malade et donnerons tout de suite le résultat de l'électro-diagnostic.

Courant faradique. — Les muscles jambier antérieur, extenseur commun péronier, présentent une diminution d'excitabilité. Les muscles spinaux lombaires, d'ailleurs atrophiés, sont inexcitables avec la bobine à gros fil.

Les muscles jumeaux qui sont surtout frappés par la pseudo-hypertrophie sont hyperexcitables. Le nerf sciatique poplité externe présente une diminution d'excitabilité.

Courant galvanique. — Tous les muscles signalés plus haut, qui présentaient une diminution d'excitabilité faradique, présentent aussi une diminution d'excitabilité galvanique. Ici encore ce sont les muscles spinaux qui présentent la plus grande diminution d'excitabilité (ils ne se contractent qu'à 18 mA, le muscle sain se contractant à 2 mA).

On observe une contraction plus vive au pôle négatif qu'au pôle positif et les contractions sont vives.

Pas de réaction de dégénérescence.

OBSERVATION VIII. — R... (Alexandre) 31 ans.

Cet homme est atteint d'une myopathie pseudo-hypertrophique fort ancienne, nous n'insistons pas sur l'élément clinique et relevons les détails suivants sur l'examen électrique. ·

Diminution générale de l'excitabilité faradique un peu plus accentuée pour les muscles des gouttières vertébrales et les triceps fémoraux. Diminution générale de l'excitabilité galvanique, la contraction n'a lieu qu'entre 10 et 15 mA en moyenne ; elle est assez vive et prédomine au pôle négatif ; cependant pour les muscles suivants : triceps fémoraux, jumeaux, biceps, fléchisseurs de l'avant-bras, la contraction au pôle positif est égale à celle du pôle négatif. Pas de traitement électrique.

OBSERVATION IX. — J..., 13 ans 1/2, avenue de Muret.

Myopathie pseudo-hypertrophique à forme classique. Début à l'âge de 7 ans, impotence complète depuis quinze mois.

Examen électrique. — Excitabilité faradique légèrement diminuée, sans localisation précise.

Il n'est pas fait de traitement électrique.

OBSERVATION X. — Jeanne L..., 31 ans.

Il s'agit d'une malade dont l'observation clinique a été publiée dans les *Archives Médicales* de Toulouse en septembre 1897 ; l'examen électrique a été fait par l'un de nous au service d'électrothérapie de l'Hôtel-Dieu. Nous résumerons la symptomatologie en rappelant seulement qu'il s'agit d'un cas ressemblant à la forme dite type Charcot-Marie.

Examen électrique. — A) MEMBRES INFÉRIEURS.

1º *Courant faradique.* — Très grande diminution d'excitabilité pour tous les muscles ; cette diminution s'accentue quand on passe d'un muscle au muscle suivant de la série : jumeaux, extenseur du gros orteil, extenseur commun, péroniers, biceps, couturiers, adducteurs, vaste interne, vaste externe, droit antérieur.

2º *Courant galvanique.* — Diminution d'excitabilité sans réaction de dégénérescence musculaire nette pour : péroniers, jambier antérieur, extenseur du gros orteil, jumeaux et triceps, surtout pour ce dernier. Pour les adducteurs, couturier, biceps, la diminution d'excitabilité est aussi grande que pour le triceps et il y a de plus réaction de dégénérescence.

Nerfs. — Le nerf sciatique poplité externe et le nerf crural sont excitables avec la bobine à gros fil et à la distance de 60 millimètres. L'excitabilité des nerfs est donc à peu près normale et fait contraste avec celle des muscles.

B). L'examen électrique du TRONC révèle :

a) Partie antérieure. — Les muscles abdominaux ont les réactions électriques normales ;

b) Partie postérieure. — Très grand diminution d'excitabilité *faradique* pour le long dorsal et les fessiers, plus grande encore pour la masse musculaire sacro-lombaire.

Avec le courant *galvanique*, on obtient sur les mêmes groupes musculaires des réactions électriques normales.

C. — MEMBRES SUPÉRIEURS. — *Courant faradique.* — Faible diminution d'excitabilité qui ne devient nettement appréciable que pour le triceps, la contraction est franche et vive. Les nerfs se conduisent comme ceux de la jambe.

Courant galvanique. — Contraction très vive ; ces muscles paraissent en état d'hyperexcitabilité et probablement dans une phase préliminaire à l'altération proprement dite.

D. — EPAULE ET NUQUE. — *Courant faradique.* — Pour les diverses parties du deltoïde et pour la partie supérieure du trapèze, même remarque que pour les muscles du membre supérieur. Pour la partie moyenne du trapèze, sous-épineux, rhomboïde, grand rond, on remarque un affaiblissement très sensible de l'excitabilité.

Courant galvanique. — Deltoïde, trapèze supérieur contraction vive pour 3 mA. Moyen trapèze, sous-épineux, rhomboïde, grand rond : contraction assez vive pour 6 à 8 mA.

En résumé, l'on a observé dans ce cas de myopathie la réaction de dégénérescence partielle.

OBSERVATION XI. — Anna P..., 37 ans, de Saint-Gaudens.

Les antécédents familiaux ou personnels ne présentent aucun intérêt, nous retiendrons seulement ce fait qu'à la suite d'une affection qualifiée de grippe, P... présenta de la faiblesse des muscles de la région scapulo-humérale avec atrophie progressive. La maladie a débuté à l'âge de 35 ans, nous répétons qu'il n'y a rien à relever dans les antécédents héréditaires ; par suite, nous ne classerons pas cette affection sous le nom de myopathie à forme juvénile de Erb ; néanmoins l'absence des signes cliniques propres aux amyotrophies d'origine nerveuse doivent nous autoriser à donner à l'affection que nous avons observée le nom de myopathie scapulo-humérale. Les résultats de l'électro diagnostic sont tout à fait en faveur de cette interprétation ; les voici fidèlement consignés, ainsi que le traitement et son résultat.

12 novembre 1901. — Excitabilité faradique conservée. *Traitement.* — Etincelles, bain statique continu pendant un mois.

14 février 1902. — La malade a cessé son traitement depuis un mois et il lui semble que les mouvements de l'épaule s'effectuent plus aisément. L'examen électrique pratiqué à cette même date démontre que la contraction s'effectue entre 9 et 10 mA pour les muscles des deux bras, un peu plus facilement à droite qu'à gauche. L'excitation par le courant faradique de la partie postérieure du deltoïde et un peu de la partie moyenne démontre une diminution notable de l'excitabilité.

Traitement. — Etincelles 10 minutes aux deux bras, bain statique un quart d'heure. Courants continus 25 mA aux deux mains.

24 mars. — On constate une atrophie prédominant à la partie postérieure du deltoïde des deux côtés ainsi qu'au sous-épineux. Il y a une *diminution* notable de l'excitabilité galvanique et faradique des muscles sans *raison de dégénérescence*. Cette diminution est surtout marquée dans les muscles où prédomine l'atrophie.

CONCLUSIONS. — Il résulte des observations originales que nous venons de publier une série de considérations. les unes bien connues et qui font pour ainsi dire la démonstration de la règle posée par nous au chapitre diagnostic, nous ne les répèterons pas ; d'autres, qui nous sont plus personnelles et dont voici l'énoncé :

1° Le résultat du traitement électrique des myopathies a toujours été négatif, même dans les cas où il a été prolongé au-delà d'une année. Cette absence d'amélioration fait contraste avec celle que l'on obtient pour les amyopathies névropathiques proprement dites ou d'origine articulaire, avec réactions électriques pourtant semblables à celles des myopathies ;

2° Non seulement le traitement électrique ne donne pas de résultat, mais si l'on emploie un mode de courant produisant un travail musculaire énergique (faradisation rythmée, étincelles), on constate une aggravation de l'atrophie et de la parésie ;

3° La dystrophie musculaire ne lui permet pas de soutenir cet effort de quelques minutes qui serait facilement toléré par un muscle normal, d'où nécessité de ne pas attendre la limite de la fatigue. Cette remarque est d'autant plus importante que des muscles souvent peu atrophiés, réagissant bien au courant, paraissent *a priori* capables d'être améliorés par le travail que produit le passage du courant électrique ;

4° L'absence d'amélioration sous l'influence des divers traitements, l'aggravation même des symptômes par un traitement non approprié doivent être considérés comme un signe distinctif des myopathies.

9 782019 993825